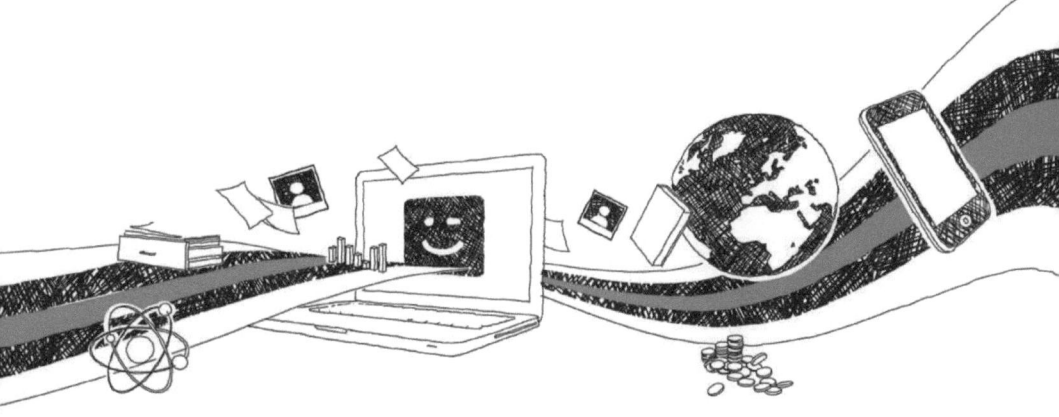

Mentale Gesundheit als Ware. Kosten-Nutzen-Abwägungen in der Therapie

GRIN

Bibliografische Information der Deutschen Nationalbibliothek:

Die Deutsche Nationalbibliothek verzeichnet diese Publikation in der Deutschen Nationalbibliografie; detaillierte bibliografische Daten sind im Internet über http://dnb.d-nb.de abrufbar.

ISBN: 9783346906496
Dieses Buch ist auch als E-Book erhältlich.

© GRIN Publishing GmbH
Trappentreustraße 1
80339 München

Druck und Bindung: Books on Demand GmbH, Norderstedt Germany
Gedruckt auf säurefreiem Papier aus verantwortungsvollen Quellen

Das Buch bei GRIN: https://www.grin.com/document/1361731

Enhancement oder Therapie

mental health vom Fließband?

1. Vorwort

Die psychische Gesundheit vieler Menschen ist durch die Corona Pandemie oder andere aktuelle Ereignisse gefährdet. Können Medikamente der einfache Weg aus dieser Krise sein, oder ist das doch zu schön um wahr zu sein?

Bei Diskussionen streitet man sich über die Frage, ob die mentale Gesundheit Betroffener entweder so kosteneffizient wie möglich oder so nachhaltig wie möglich zu behandeln ist.

In unserer kapitalistischen Leistungsgesellschaft wird mental health immer mehr zu einer Ware und zu einem Statussymbol. Man lebe ja schließlich, um zu arbeiten und nicht um glücklich zu sein, so sagen viele Unterstützer dieses Systems.

Fachbegriffe wie der Utilitarismus und die vier Prinzipien des Utilitarismus werden vorausgesetzt.

Besonderer Dank geht an .... Danke auch an all diejenigen, die diese Arbeit vor Abgabe Korrektur lasen.

Vielen Dank auch an Josef Hecken für seine unpassend gewählten Worte, welche mir den Einstieg in diese Arbeit erleichterten.

2. Inhalt

3. Anmerkungen

Es wird für eine bessere Lesbarkeit teils auf die weibliche, beziehungsweise auf eine genderneutrale Form verzichtet. Stattdessen wird in diesen Fällen das generische Maskulinum verwendet. Mit dem generischen Maskulinum werden alle Geschlechter gleichermaßen angesprochen.

Wenn bei Internetquellen kein Erscheinungsdatum ersichtlich war, wurde in den Fußnoten der Übersicht halber auf den Vermerk "(kein Datum)" verzichtet. Im Literaturverzeichnis sind jedoch alle Quellen mit dem Erscheinungsdatum oder dem angesprochenen Vermerk versehen.

4. Einleitung

"Nicht jeder benötigt einen Therapeuten, eine Flasche Bier tue es manchmal auch"[1], dass soll Josef Hecken, der deutsche Gesundheitspolitiker und ehemaliger Vorsitzender des Gemeinsamen Bundesausschusses (G-BA), im Jahr 2013 in einer öffentlichen Sitzung des Spitzenverbands der gesetzlichen Krankenkassen gesagt haben.[2]

Diese Aussage wurde von vielen Psychotherapeuten als unangemessen und stigmatisierend empfunden.[3] Durch diese Aussage sprach Josef Hecken nicht nur allen gesetzlich Krankenversicherten mit einer psychischen Erkrankung das Privileg einer Therapie ab, sondern verharmlost ihr oftmals ernsthaftes Leiden auf „mit einem Bier lösbar". Frei nach dem Motto: „ein Bier am Morgen vertreibt Kummer und Sorgen" wurde so die Möglichkeit zum nachhaltigen Umdenken, sowohl in Gesellschaft als auch in Regierungskreisen, nicht genutzt und nicht gefördert. Daran anknüpfend wird die Entwicklung neuer Therapiestrategien, sowie der Ausbau der Verfügbarkeit von Therapieplätzen so verzögert und konnte teilweise bis heute nicht genügend ausgebaut werden. Das Niveau an Therapieplätzen ist bis heute unbefriedigend und wird auch in Zukunft noch viel Arbeit erfordern. "Psychisch kranke Menschen müssen weiterhin monatelang auf einen Behandlungsplatz bei einer niedergelassenen Psychotherapeut:in warten."[4]

Trotz all dieser Kritik zeigt das Zitat jedoch die Gedanken und Wünsche vieler auf, eine Therapie zu umgehen oder zu ersetzen. Dies geschieht häufig, da eine Therapie als zu teuer, zu zeitaufwendig oder zu mühsam angesehen wird. Schuld daran ist die oft mangelnde Aufklärung über Funktionsprinzipien und Wirkungsweisen moderner Therapieangebote. Auch fehlende Informationen über eine mögliche Kostenübernahme durch die Krankenkassen tragen zur Unwissenheit bei. So leiden in Deutschland 8,2 Prozent der

---

[1]Vgl. *Hecken: Bier statt Psychotherapie* (2013) *DAZ.online*. Verfügbar unter: https://www.deutsche-apotheker-zeitung.de/news/artikel/2013/11/07/hecken-bier-statt-psychotherapie (Zugegriffen: 21. Mai 2023).

[2] Vgl. Ballwieser, D. und Teevs, C. (2013) *Psychische Probleme: Josef Hecken empfiehlt Bier statt Therapie*, *DER SPIEGEL*. Verfügbar unter: https://www.spiegel.de/gesundheit/psychologie/psychische-probleme-josef-hecken-empfiehlt-bier-statt-therapie-a-931850.html (Zugegriffen: 21. Mai 2023)

[3]Vgl. *Hecken: Bier statt Psychotherapie* (2013) *DAZ.online*. Verfügbar unter: https://www.deutsche-apotheker-zeitung.de/news/artikel/2013/11/07/hecken-bier-statt-psychotherapie (Zugegriffen: 21. Mai 2023)

[4]BPtK-Auswertung: Monatelange Wartezeiten bei Psychotherapeut*innen (2021) BPTK. Verfügbar unter: https://www.bptk.de/bptk-auswertung-monatelange-wartezeiten-bei-psychotherapeutinnen/ (Zugegriffen: 27. Mai 2023).

Erwachsenen in ihrem Leben irgendwann unter einer psychischen Erkrankung.[5]. Betroffene klagen hierbei oft über Leistungsabfall, über Freude- und Interessenverlust oder anhaltenden Angstzuständen.[6]

Die Zahl der Kinder und Jugendlichen, die nach der Corona-Pandemie an Depressionen oder anderen psychischen Krankheiten erkrankten, zeigte einen deutlichen Anstieg im Vergleich zu Zahlen vor der Pandemie. Gründe hierfür waren unter anderem die Corona-Schutzmaßnahmen, durch welche die sozialen Kontakte weitläufig eingeschränkt wurden, um eine Ausbreitung des Virus zu verhindern.

Wie eine Umfrage aus dem Januar 2021 ergab, warteten 40 Prozent der Patient:innen mindestens drei Monate auf einen Therapieplatz[7]. Um in dieser Zeit dennoch ihren Alltag zu bewältigen und am täglichen Leben teilnehmen zu können, wird die Wartezeit oftmals mit Antidepressiva oder ähnlichen Medikamenten überbrückt. Häufig bekommen auch Kinder und Jugendliche diese Medikamente verschrieben. Als besonders kritisch ist hier zu betrachten, dass die Langzeitfolgen einer solchen „Überbrückungsmedikation" für die meisten Medikamente nicht, oder noch nicht vollständig erforscht sind. Oftmals weisen Studien jedoch auf negative Auswirkungen hin[8], welche aber nach dem Kosten-Nutzen-Prinzip als nicht relevant genug abgetan werden..

Mit der wachsenden Nachfrage nach Therapieplätzen und Therapiemöglichkeiten stellt sich die Frage, ob die Möglichkeit besteht, eine zeit- und kostenaufwendige Therapie zum Beispiel durch eine rein medikamentöse Behandlung zu ersetzen.

---

[5]Vgl. zur Depression, Z. *Zahlen und Fakten über Depression, Aok-bv.de.* Seite 1, Verfügbar unter: https://www.aok-bv.de/imperia/md/aokbv/presse/pressemitteilungen/archiv/2018/07_faktenblatt_depressionen.pdf (Zugegriffen: 27. Mai 2023).
[6]Vgl. "Depression"; Bundesministerium für Gesundheit; online https://www.bundesgesundheitsministerium.de/themen/praevention/gesundheitsgefahren/depression.html (Zugegriffen: 21. Mai 2023)
[7]Vgl. *BPtK-Auswertung: Monatelange Wartezeiten bei Psychotherapeut*innen* (2021) *BPTK*. Verfügbar unter: https://www.bptk.de/bptk-auswertung-monatelange-wartezeiten-bei-psychotherapeutinnen/ (Zugegriffen: 27. Mai 2023).
[8]Vgl. Swanson, J. M. *u. a.* (2007) „Effects of stimulant medication on growth rates across 3 years in the MTA follow-up", *Journal of the American Academy of Child and Adolescent Psychiatry*, 46(8), S. 1015–1027. doi: 10.1097/chi.0b013e3180686d7e.

5. Begriffserklärungen

5.1 Die Psychotherapie

Psychotherapie bedeutet wörtlich übersetzt „Behandlung der Seele" und beschreibt die Behandlung von psychischen Erkrankungen mit psychologischen Methoden, wie psychotherapeutische Gespräche.[9] Gegen Ende des 19. Jahrhunderts wurde Psychotherapie gebräuchlich und auch im modernen Sinne verwendet.[10]

Die verschiedenen Verfahren sind oftmals zeit- und kostenaufwendig und werden zum Großteil von den Krankenkassen übernommen.

5.2 Enhancement

"Als Enhancement wird in der Bioethik der Einsatz pharmakologischer oder biotechnischer Mittel zur Verbesserung, Leistungssteigerung [...] bei Patienten verstanden. ‚Enhancement' wird gemeinhin als Gegenbegriff zu ‚Therapie' verwendet, häufig auch zu ‚Prävention'".[11]

Stoffe oder Behandlungen, die die Situation der Patienten verbessern, werden als "Enhancer", oder auch als "Mood-Enhancer" bezeichnet.

---

[9]Vgl. Antidepressiva » Pharmakotherapie » Therapie » Psychiatrie, Psychosomatik & Psychotherapie » Neurologen und Psychiater im Netz » Neurologen-und-psychiater-im-netz.org. Verfügbar unter: https://www.neurologen-und-psychiater-im-netz.org/psychiatrie-psychosomatik-psychotherapie/therapie/pharma kotherapie/antidepressiva/ (Zugegriffen: 26. Mai 2023).
[10]Vgl. Wikipedia contributors Psychotherapie, Wikipedia, The Free Encyclopedia. Verfügbar unter: https://de.wikipedia.org/w/index.php?title=Psychotherapie&oldid=232146517.
[11] Bettina Schöne-Seifert, B. S. Enhancement, WWU Münster, Seite 2 Verfügbar unter: http://<https://www.uni-muenster.de/imperia/md/content/kfg-normenbegruendung/intern/publikationen/schoene-seifert/71_sch__ne-seifert.stroop_-_enhancement.pdf (Zugegriffen: 27. Mai 2023).

6. Biologischer Teil

6.1 Wirkungsweise einer Psychotherapie

Eine Psychotherapie ist eine Behandlungsmethode, die darauf abzielt, psychische Probleme und Störungen zu lindern oder zu heilen. Es gibt verschiedene Arten von Psychotherapie, darunter kognitive Verhaltenstherapie, psychodynamische Therapie und humanistische Therapie. Die Wirkungsweise einer Psychotherapie hängt von der Art der Therapie und ihrer Länge ab.

Eine Psychotherapie kann auf das Gehirn wie eine Art Lernprozess wirken. Es wird allerdings kein neues Wissen hinzugefügt, sondern Strukturen und Funktionen des Gehirns werden "normalisiert".

Die vier gängigsten Therapiemethoden in der Psychotherapie sind die kognitive, die analytische, die tiefenpsychologisch fundierte und die systemische Psychotherapie.

Bei der kognitiven Therapie werden innere Einstellungen und Verhaltensweisen verändert, um aktuellen psychischen Problemen Abhilfe zu verschaffen und meist langfristige Lösungen für diese zu finden.

Die analytische Therapie hingegen setzt sich mit vergangenen Erlebnissen und Erfahrungen auseinander, um bewusste oder unbewusste Auslöser für psychische Probleme in diesen zu finden.

Tiefenpsychologisch fundierte Psychotherapie ähnelt der analytischen, jedoch liegt der Fokus auf aktuelleren Konflikten.

Die systemische Therapie fokussiert sich auf die Rolle des sozialen Umfelds, vor allem der Familie, bei der Entstehung und Behandlung von beispielsweise Depressionen und bezieht oftmals Familienmitglieder und weitere Menschen des sozialen Umfeldes der zu behandelnden Person in die Behandlung mit ein.

Diese vier Verfahren werden von den meisten Krankenkassen übernommen und können auch kombiniert werden.[12]

Bei einer Posttraumatischen Belastungsstörung werden beispielsweise durch die Psychotherapie zusätzliche Regionen im Gehirn rekrutiert, um bei der Bewältigung der

[12]Vgl. *Wie wirksam sind Psychotherapien?* ; *gesundheitsinformation.de.* Verfügbar unter:
https://www.gesundheitsinformation.de/wie-wirksam-sind-psychotherapien.html
(Zugegriffen: 24. Mai 2023).

Belastung auszuhelfen.[13] Eine Studie aus dem Jahr 2016 ergab, dass die kognitive Verhaltenstherapie bei Patient:innen mit Depressionen die Aktivität in bestimmten Gehirnregionen veränderte.[14]

Durch die passende Kombination der Therapieverfahren und durch geschultes Fachpersonal lassen sich nahezu alle psychischen Erkrankungen durch eine Therapie heilen oder teilweise lindern. Hier muss man indessen psychische Erkrankungen von chronischen und Persönlichkeitsstörungen trennen, da diese sich jeweils anders auf die verschiedenen Therapieansätze auswirken. Der psychotherapeutische Prozess nimmt aber im Regelfall viel Zeit in Anspruch, "[e]ine kognitive Verhaltenstherapie kann je nach Schwere der Depression 25 bis 80 Sitzungen umfassen. Die Therapie kann bis ein Jahr oder länger dauern."[15]

6.2 Wirkungsweise von Antidepressiva

"Antidepressiva beeinflussen den Stoffwechsel der Botenstoffe Serotonin und Noradrenalin im Gehirn. Die meisten Antidepressiva wirken, indem sie nach Ausschüttung der Botenstoffe ihre Wiederaufnahme in die Speicher der "Senderzelle" [...] verhindern."[16] Sie haben verschiedene Wirkungsarten und können zur Behandlung von Depressionen und anderen Krankheitsbildern eingesetzt werden, da sie stimmungsaufhellend und teilweise antriebssteigernd wirken.[17] Man kann Antidepressiva nach ihrer chemischen Struktur und nach unterschiedlichen Wirkungsweisen einteilen.

"Trizyklische Antidepressiva [...] gelten als Antidepressiva der ersten Generation". Tetrazyklische Antidepressiva unterscheiden sich in Wirkung und Struktur nur geringfügig von Trizyklische Antidepressiva, beide hemmen die Wiederaufnahme von Neurotransmittern, wobei sie in dreifacher oder in vierfacher Ringstruktur aufgebaut sind. Heutzutage werden tetrazyklische Antidepressiva als zweite Wahl angesehen. Monoaminoxidasehemmer (MAO-Hemmer) und Selektive Noradrenalin-Wiederaufnahmehemmer (SNRI) hemmen das Enzym Monoaminoxidase beziehungsweise die Wiederaufnahme von Noradrenalin.

---

[13]Vgl. "Wie psychotherapie das Gehirn verändert"; Hello Better; Anna Unger-Nübel; online https://hellobetter.de/aerzte-psychotherapeuten/psychotherapie-gehirn/ (Zugegriffen: 21. Mai 2023)
[14]Vgl. SWRWissen ; *Wie wirkt Psychotherapie?"*; *swr.online*. SWRWissen.
https://www.swr.de/wissen/odysso/broadcastcontrib-swr-33506.html (Zugegriffen: 21. Mai 2023).
[15]*Wie wird eine Depression behandelt? Patienten-information.de.*
https://www.patienten-information.de/patientenleitlinien/depression/kapitel-5
(Zugegriffen: 26. Mai 2023).
[16]Therapie.de; "Antidepressiva Anwendungsgebiet und Wirkungsweise"; Online
https://www.therapie.de/psyche/info/therapie/psychopharmaka/antidepressiva/ (Zugegriffen: 21. Mai 2023)
[17]Vgl. Therapie.de; "Antidepressiva Anwendungsgebiet und Wirkungsweise"; Online
https://www.therapie.de/psyche/info/therapie/psychopharmaka/antidepressiva/
(Zugegriffen: 21. Mai 2023)

Selektive Serotonin-Wiederaufnahmehemmer (SSRI) erhöhen die Konzentration des Neurotransmitters Serotonin.

Duale selektive Serotonin-Noradrenalin-Wiederaufnahmehemmer (SSNRI) sind eine neuere Medikamentengruppe. Sie sind eine Weiterentwicklung der Selektiven Serotonin -Wiederaufnahmehemmer und hemmen unter anderem die Wiederaufnahme von Serotonin, sodass mehr davon im Gehirn vorhanden ist.[18]

Außerdem können die verschiedenen Antidepressiva anhand ihrer Wirkungsweise eingeteilt werden. So existieren dämpfende, aktivierende und antriebssteigernde Wirkstoffe, welche abhängig vom jeweiligen Krankheitsbild eingenommen werden können.

Wie bei den verschiedenen Therapiemöglichkeiten können verschiedene Wirkstoffe und Medikamentengruppen kombiniert werden, um eine optimale Behandlung zu gewährleisten. Daher spielen Antidepressiva in der modernen Behandlung psychischer Erkrankungen neben der Psychotherapie eine große Rolle. "[Die Therapie mit Antidepressiva] schlägt allerdings nicht sofort an"[19].

"Ein zu rascher Medikamentenwechsel nach zunächst unbefriedigendem Erfolg"[20] kann den Patienten schaden, daher sollten alle Änderungen der Dosierung oder des Wirkstoffes von Fachärzt:innen bestätigt und medizinisch begleitet werden.

Antidepressiva machen zwar meist, auch bei längerer Einnahme, weder psychisch noch physisch süchtig. Dennoch hat eine Therapie durch Antidepressiva je nach Patient:in unterschiedliche Nebenwirkungen. Diese "äußern sich etwa in Verstopfung[en] und Kreislauf-Problemen"[21] oder in Mundtrockenheit, Blutdruckabfall, Übelkeit, Unruhe und Schlafstörungen, sowie bei manchen Patient:innen als sexuelle Funktionsstörungen.

"Eine langsame Dosissteigerung zu Beginn der Behandlung hilft unerwünschte Arzneimittelwirkungen zu reduzieren. Generell sind Antidepressiva Medikamente, die sich durch eine gute Verträglichkeit auszeichnen."[22]

---

[18]Vgl. Antidepressiva » Pharmakotherapie » Therapie » Psychiatrie, Psychosomatik & Psychotherapie » Neurologen und Psychiater im Netz » Neurologen-und-psychiater-im-netz.org. Verfügbar unter: https://www.neurologen-und-psychiater-im-netz.org/psychiatrie-psychosomatik-psychotherapie/therapie/pharma kotherapie/antidepressiva/ (Zugegriffen: 26. Mai 2023).

[19]Antidepressiva » Pharmakotherapie » Therapie » Psychiatrie, Psychosomatik & Psychotherapie » Neurologen und Psychiater im Netz » Neurologen-und-psychiater-im-netz.org. Verfügbar unter: https://www.neurologen-und-psychiater-im-netz.org/psychiatrie-psychosomatik-psychotherapie/therapie/pharma kotherapie/antidepressiva/ (Zugegriffen: 26. Mai 2023).
[20] ebd.
[21] ebd.
[22] ebd.

Allgemein überwiegen jedoch die Vorteile der Medikamente und die geringe Suchtgefahr ihre Nebenwirkungen.

6.3 Wirkungsweise weiterer „Enhancer"

Weitere Medikamente zur Behandlung von psychischen Erkrankungen sind angstlösende Medikamente, welche meist bei der Behandlung von Angst- und Panikstörungen zum Einsatz kommen. Hierbei wird unterschieden, ob die Medikamente zur akuten Einnahme oder zu einer längeren Therapie genutzt werden. Der wohl bekannteste Angstlöser, Xanax, ein Benzodiazepin mit dem Wirkstoff Alprazolam[23], wird zur akuten Einnahme bei Angst- oder Panikstörungen verwendet. Aufgrund der befreienden Wirkung des Medikaments[24] und der Popularität vor allem in der Rapszene[25], sowie der niedrigen Hemmschwelle bei der Einnahme durch Tabletten, haben sich Benzodiazepine zu einer beliebten Droge entwickelt. Durch die ausgeprägte Suchtgefahr, dem schweren Entzug und den starken Nebenwirkungen und hohen Risiken bei einer Überdosis oder beim Mischkonsum, ist der Konsum von Benzodiazepinen sehr gefährlich. Dennoch werden sie "bei akuten Angsterkrankungen, Panikattacken und Erregungszuständen, bei Muskelspasmen sowie in der Behandlung [...] [cerebraler] Krampfanfälle und Schlafstörungen"[26] verschrieben. Es wird jedoch empfohlen, diese nur für einen kurzen Zeitraum einzunehmen, um akute, schwerwiegende Beschwerden zu lindern.

Aber auch ein ausreichender und regelmäßiger Schlafzyklus und eine gesunde Ernährung sowie das regelmäßige Betreiben von Sport haben einen positiven Einfluss auf die mentale

---

[23]Vgl. Wikipedia contributors *Alprazolam, Wikipedia, The Free Encyclopedia.* Verfügbar unter: https://de.wikipedia.org/w/index.php?title=Alprazolam&oldid=231978331.

[24]Vgl. Schiffer, M. (2021) *Xanax (Benzos), aha - Tipps & Infos für junge Leute.* Verfügbar unter: https://aha.li/xanax (Zugegriffen: 27. Mai 2023).

[25]Vgl. Sommer, S. (2018) *„Popp' 'ne Xanny, Bitch!": Wie ein Angstblocker die Lieblingsdroge des Deutschrap werden konnte, Bayerischer Rundfunk.* Verfügbar unter: https://www.br.de/puls/musik/aktuell/deutsch-rap-droge-xanax-wie-ein-angstblocker-den-deutschrap-erobert-hat-100.html (Zugegriffen: 27. Mai 2023).

[26] Handlungsempfehlung, G. u. a. *Verordnung von Benzodiazepinen und deren Analoga, Kvhh.net.* Verfügbar unter: https://www.kvhh.net/_Resources/Persistent/1/5/8/b/158ba3116e7b8f471f90b569b738227b73ca73ob/benzo_handlungsempfehlung_10.2018.pdf (Zugegriffen: 27. Mai 2023).

Gesundheit des Menschen aus. Dies wird von verschiedenen Studien und wissenschaftlichen Artikeln belegt.[27] [28] [29]

Eine weitere Therapiemöglichkeit ist die Lichttherapie. Bei einer Lichttherapie "schaut [die Patient:in] täglich aus mindestens 1 m Abstand für etwa 30 Minuten – am wirkungsvollsten direkt nach dem Erwachen – in die Lichttherapielampe".[30] "Auch bei Jugendlichen zeigte die Behandlung mit hellem Licht eine Reduktion depressiver Symptome".[31] Da die Lichttherapie als größtes Risiko Kopfschmerzen oder leichte Augenreizungen mit sich bringt,[32] ist sie eine schonende und effektive Therapiemethode.

6.4 Vor- und Nachteile der Enhancer

Der eindeutige Vorteil von Antidepressiva im Vergleich zur herkömmlichen Psychotherapie ist, dass bei der Verwendung von Antidepressiva kein ausgebildeter Therapeut notwendig ist. Eine herkömmliche Therapie nimmt einen Psychotherapeuten mehrere Stunden in Anspruch, ein Arzt hingegen ist auch nach ausgiebigen Untersuchungen zeiteffizienter. Der Vorteil der Psychotherapie gegenüber jeglichen medikamentösen Behandlungsweisen ist jedoch der persönliche Kontakt zwischen Therapeut:in und Patient:in. Dadurch können Fortschritte, aber auch Rückschritte im Heilungsprozess schnell erkannt und behandelt werden. Die Lichttherapie hingegen beschränkt sich nicht nur auf sogenannte Winterdepressionen, also leichte, saisonal abhängige Depressionen, sondern kann auch bei mittelschweren Depressionen angewandt werden.[33] Bei schwersten psychischen Erkrankungen kann die

---

[27]Vgl. Rodriguez-Ayllon, M. *u. a.* (2019) „Role of physical activity and sedentary behavior in the mental health of preschoolers, children and adolescents: A systematic review and meta-analysis", *Sports medicine (Auckland, N.Z.)*, 49(9), S. 1383–1410. doi: 10.1007/s40279-019-01099-5.
[28]Vgl. Paluska, S. A. und Schwenk, T. L. (2000) „Physical activity and mental health: Current concepts", *Sports medicine (Auckland, N.Z.)*, 29(3), S. 167–180. doi: 10.2165/00007256-200029030-00003.
[29]Vgl. Hausteiner, C. *u. a.* (2007) „Über den möglichen Einfluss der Ernährung auf die psychische Gesundheit", *Der Nervenarzt*, 78(6), S. 696, 698–700, 702–5. doi: 10.1007/s00115-007-2265-5.
[30]Lichttherapie zur Behandlung von Depression (2015) Klinik-Friedenweiler. Verfügbar unter: https://www.klinik-friedenweiler.de/blog/lichttherapie-zur-behandlung-von-depression-in-der-privatklinik -friedenweiler/ (Zugegriffen: 27. Mai 2023).
[31] Falkai, P. und Schmitt, A. (2015) „Risikofaktoren für Depression und Angststörungen und der Einsatz von Lichttherapie", *Fortschritte der Neurologie-Psychiatrie*, 83(6), S. 313. doi: 10.1055/s-0035-1553189.
[32]Vgl. Dahm, V. *Lichttherapie, NetDoktor.* Verfügbar unter: https://www.netdoktor.de/therapien/lichttherapie/ (Zugegriffen: 27. Mai 2023).
[33]Vgl. Schumacher, B. (2015) *Lichttherapie auch bei Major-Depression, Springer Medizin Verlag GmbH, Ärzte Zeitung.* Verfügbar unter: https://www.aerztezeitung.de/Medizin/Lichttherapie-auch-bei-Major-Depression-247468.html (Zugegriffen: 27. Mai 2023).

Lichttherapie auch anschlagen, allerdings sind andere Therapiemöglichkeiten im Vergleich effizienter.

Aufgrund der hohen Suchtgefahr sind die meisten angstlösenden Medikamente nicht zur Behandlung von Jugendlichen freigegeben. Des Weiteren sind herkömmliche Therapien fast allen anderen Möglichkeiten in der Langzeittherapie überlegen, da Medikamente fast immer Auswirkungen, wie Nebenwirkungen oder Langzeitfolgen auf den Körper haben.

Im Endeffekt wirken Psychotherapie und medikamentöse Therapie ähnlich. Das Gehirn wird entweder durch menschliche Interaktion oder durch Chemie neurobiologisch verändert. Je nach Krankheitsbild und persönlichen Faktoren müssen Fachmediziner die bestmögliche und am besten passende Therapieform gemeinsam mit der zu behandelnden Person auswählen. Als gängigste Methode hat sich allerdings eine Kombination zwischen Psychotherapie und Psychopharmaka herausgestellt.[34]

7. Ethischer Teil

7.1 Enhancement - notwendiges Übel oder Möglichkeit

Durch eine Psychotherapie können psychische Erkrankungen nachhaltig geheilt oder gelindert werden, allerdings dauert dieser Prozess verhältnismäßig lange und kann sich als kostenintensiv herausstellen.

Eine Alternative dazu ist Mood-Enhancement, also die Einnahme von Medikamenten, die im Gehirn die gleichen Reize wie eine Therapie von Mensch zu Mensch setzen. Der eindeutige Vorteil an einer medikamentösen Behandlung ist die Zeitersparnis. Eine Therapiestunde, die normalerweise circa 50 Minuten dauert, kann in wenigen Sekunden durch eine Tablette ersetzt werden.

Antidepressiva sollen Betroffenen "zurück zu ihrem seelischen Gleichgewicht"[35] verhelfen und Patienten sollen "wieder in der Lage sein, am sozialen Leben teilzunehmen und ihren

[34]Vgl. Psychotherapie und Medikamente ergänzen sich (2015) Neurologen-und-psychiater-im-netz.org. Verfügbar unter: https://www.neurologen-und-psychiater-im-netz.org/neurologie/news-archiv/artikel/psychotherapie-und-medikamente-ergaenzen-sich/ (Zugegriffen: 27. Mai 2023). .

[35] Gesundheitskasse, A.-D. (2022) *Wann sind Antidepressiva sinnvoll?*, *AOK - Die Gesundheitskasse*. Verfügbar unter: https://www.aok.de/pk/magazin/koerper-psyche/psychologie/wann-sind-antidepressiva-sinnvoll/ (Zugegriffen: 28. Mai 2023).

Alltag zu bewältigen"[36]. An dieser Erklärung erkennt man bereits das erste Problem, welches bei einer Therapie, die rein aus Psychopharmaka besteht, aufkommt. Das Ziel der Medikamente ist es zurzeit, den Betroffenen ein weitgehend normales Leben zu ermöglichen. Eine Nachhaltige Lösung der psychischen Probleme ist dementsprechend eher unwahrscheinlich. Auch würde eine, rein auf Psychopharmaka aufbauende Therapie das gesellschaftliche Bild der Erkrankten weiter verschlechtern. Wenn man durch eine Pille täglich eine mentale Gesundheit auf einem guten Niveau erreichen kann, sinkt die Akzeptanz, sich beispielsweise eine Auszeit im Berufsleben zu nehmen, weiter ab. Das Risiko eines Burnouts, was ebenfalls nur ein Euphemismus einer leichten Depression ist[37], würde weiterhin steigen und die Akzeptanz einer besseren Work-life Balance zugunsten der mentalen Gesundheit würde sinken.

Ein weiteres Argument gegen einen Ersatz der Therapie durch Medikamente sind die Nebenwirkungen, die vor allem bei längerem Gebrauch der Medikamente spürbar werden. Auch leichte Nebenwirkungen wie **Blutdruckabfall, Übelkeit** oder **Unruhe** und **Schlafstörungen** können über längere Zeit zu massiven Einschränkungen im alltäglichen Leben führen. Diese Einschränkungen verhindern einen weitgehend gesunden und befreiten Alltag, ein unbeschwertes Leben und eine vollkommene Rückkehr zur Teilnahme am sozialen Leben, was dem eigentlichen Zweck von Antidepressiva widerspricht. Dementsprechend können rein medikamentöse Behandlungen einer psychischen Krankheit ihre Wirkung verfehlen, sodass Betroffene weiterhin an den Symptomen der Erkrankung leiden müssen.

Für einen teilweisen Wechsel auf eine medikamentöse Behandlung sprechen Studien, die belegen, dass eine pharmazeutische Therapie in manchen Fällen effektiver als eine herkömmliche Psychotherapie ist.[38] Somit muss die Wirksamkeit der einzelnen Therapiemöglichkeiten von ärztlichem Fachpersonal abgewägt werden, wobei auf Bedürfnisse und Charakteristiken der jeweiligen Patient:innen geachtet werden muss.

Diese Erkenntnisse widersprechen also einer Therapiepolitik, die auf eine rein medikamentöse Behandlung, oder auf einer Behandlung nur durch Psychotherapie beruht.

---

[36]ebd.
[37]Vgl. Wiedel, A. (2021) *Warum kriegen Mütter niemals Burnout sondern Depressionen?*, *DialogKultur.* Verfügbar unter:
https://coaching-akademie.blog/warum-kriegen-muetter-niemals-burnout-sondern-depressionen/ (Zugegriffen: 28. Mai 2023).
[38]Vgl. Cuijpers, P. u. a. (2015) „The effects of blinding on the outcomes of psychotherapy and pharmacotherapy for adult depression: A meta-analysis", European psychiatry: the journal of the Association of European Psychiatrists, 30(6), S. 685–693. doi: 10.1016/j.eurpsy.2015.06.005.

Bewertet man die Frage nach Benthams Utilitarismus, also nach dem größtmöglichen Glück für die größtmögliche Zahl der Menschen, dann ist eindeutig, dass eine Mischform aus Psychotherapie und Mood-Enhancement einer reinen Psychotherapie sowie einer rein medikamentösen Behandlung überlegen ist. Durch diese Kombination kann die größtmögliche Summe an Patienten mit der gleichen Therapiemethode abgedeckt werden. Das führt zu einer effizienteren Therapie, wobei Qualität und Effektivität nicht unter der Effizienz leiden. Vor allem nach dem Sozialprinzip des Utilitarismus erläutern? ist daher eine Mischung aus Psychotherapie und Mood-Enhancement einer rein medikamentösen Behandlung überlegen.

Auch nach Hans Jonas' Verantwortungsethik überwiegen die Vorteile eines kombinierten Therapiemodells. Für die Permanenz des echten menschlichen Lebens ist eine möglichst effektive und gesundheitsschonende Therapie von psychischen Krankheiten unerlässlich.

Da bei der Behandlung von Menschen Faktoren wie Zeit- und Kosteneffizienz, in einer Bewertung immer eine deutlich geringere Rolle als Sicherheit der Patienten und die Effektivität der Behandlungsmethode spielen sollte, ist ein ethisches Urteil vergleichsweise leicht gefällt. Mood-Enhancement kann trotz der Risiken gewinnbringend bei der Behandlung psychischer Erkrankungen eingesetzt werden. Dieser Einsatz muss allerdings möglichst in Kombination mit einer Psychotherapie geschehen, um maximale Effektivität und Sicherheit zu gewährleisten.

7.2 Enhancement, ein kapitalistisches Zweiklassensystem?

In der modernen Arbeitswelt werden Arbeitnehmer oftmals vor enorme psychische Herausforderungen gestellt. Mehrarbeit oder Überstunden werden in vielen Betrieben erwartet und zählen zur Norm.

Doch auch in der Schule leiden viele junge Menschen an psychischen Erkrankungen. Eine Basiserhebung aus den Jahren 2014-2017 ergab, dass 16,9% der Schüler:innen an psychischen Auffälligkeiten, also an leichten psychischen Störungen, leiden. Die Tendenz in den letzten Jahren ist steigend. Gründe hierfür sind im Schulalltag der Belastungsstress durch Klassenarbeiten oder Referate oder die Erwartungen der Eltern an ihre Kinder. Vor allem Kinder und Jugendliche werden mit diesen Problemen oftmals allein gelassen.[39]

---

[39]Vgl. Kochinstitut, R. *u. a.* „Psychische Auffälligkeiten bei Kindern und Jugendlichen in Deutschland -Querschnittergebnisse aus KiGGS Welle 2 und Trends". doi: 10.17886/RKIGBE2018077.

In der Arbeitswelt fallen Stressfaktoren wie Deadlines und feste Abgabetermine nicht weg, sie werden eher noch strenger als in der Schulzeit. Dementsprechend litten im Jahr 2022 mehr als 2,4 Millionen Beschäftigte an psychischen Erkrankungen, was zu einem neuen Höchststand an Fehltagen durch diese Erkrankung führte.[40]

Eine Änderung der Therapiestrategie in Deutschland auf eine auf Medikamenten basierende Behandlung würde der Pharmaindustrie große Gewinne einbringen. Allerdings besteht dadurch die Gefahr, dass die Kosten dieser Medikamente, durch Angebot und Nachfrage, so weit steigen, dass sich nicht mehr jede erkrankte Person ihre Therapie leisten kann. Sollten diese Medikamente zu viel kosten, werden immer weniger Krankenkassen diese übernehmen und es könnte darin resultieren, dass eine gute mentale Gesundheit nur noch durch viel Geld zu erreichen ist. Es besteht das Risiko eines dystopisch wirkenden Zweiklassensystems, in dem sich mental health als neues Statussymbol etabliert. Auch in einem weniger radikalen Szenario wird das Erlangen einer gesunden Psyche für ärmere Menschen deutlich schwerer, sollten die Krankenkassen die Kosten der benötigten Medikamente nicht übernehmen. Um dem entgegenzuwirken, müssen die Therapieplätze in Deutschland massiv ausgebaut werden, um eine schnelle Versorgung der Betroffenen zu gewährleisten. Des Weiteren muss sichergestellt werden, dass alle Sozialversicherten in Deutschland dieses Angebot mehrkostenfrei nutzen können.

Mit der Gesundheit eines Menschen sollte weder spekuliert werden, noch sollte damit der größtmögliche Verdienst erwirtschaftet werden. Wichtig ist eine schnelle und unkomplizierte Hilfe bei psychischen und physischen Erkrankungen.

7.3 Nachhaltiger Aufbau von Therapiestrategien

Neben der Zusammenarbeit zwischen herkömmlichen Psychotherapien und Mood-Enhacement werden weitere Schritte benötigt, um eine optimale Versorgung für psychisch Erkrankte zu schaffen. Ein wichtiger Schritt ist es, die Wartezeiten der lokalen Psychiater und Psychotherapeuten zu verkürzen. Eine Möglichkeit hierfür ist die Förderung

---

[40] Vgl. *Psychreport 2022 Dak.de*. Verfügbar unter:
https://www.dak.de/dak/bundesthemen/psychreport-2022-2533048.html#/ (Zugegriffen: 28. Mai 2023).

lokaler Ärztehäuser, die zwar generell zu fördern sind, aber besonders, wenn sie einen Psychiater unterbringen. Des Weiteren müssen Anreize gesetzt werden, den Beruf der Psychiater:in oder den Beruf der Psychotherapeut:in zu erlernen. Möglichkeiten hierfür sind eine Absenkung des Numerus Clausus auf das Psychologiestudium auf beispielsweise 2,0 oder finanzielle Anreize während des Studiums.

Weitere Möglichkeiten zur Verbesserung der Gesamtsituation sind Entlastungen bei den Mietkosten der Praxen und eine Verstärkung der Forschung im Bereich des Mood-Enhancements.

Durch gleichzeitig wirkungsvollere, aber auch risikoärmere Medikamente kann die Synthese zwischen Psychotherapie und medikamentöser Behandlung verstärkt werden. Auch die Entwicklung neuer Therapiemethoden, oder die Verbesserung bestehender, beispielsweise die Lichttherapie, hilft bei der Behandlung psychischer Krankheiten.

Ein elementar wichtiger Punkt ist eine bessere Aufklärung über die Wichtigkeit der mentalen Gesundheit, aber auch über die Risiken und Symptome von psychischen Erkrankungen. Psychische Erkrankungen müssen als eine normale Erkrankung angesehen werden, um eine zufriedenstellende Lösung bei der Behandlung zu finden. Des Weiteren müssen Risikofaktoren wie Stress in der Schule oder im Berufsleben vermieden werden, wobei die Vier-Tage-Woche ein passender Vorschlag wäre.

Zusammenfassend muss der Berufszweig der medizinischen Psychologen sowie die Aufklärung über psychische Erkrankungen stark verstärkt werden, um nachhaltige Therapiemöglichkeiten zu gewährleisten.

8. Fazit

Die Abwägung zwischen einer schnellen und kostengünstigen oder einer lang andauernden, teuren, aber meist effektiveren Alternative hat man nicht nur bei der Therapierung von psychischen Krankheiten.

Die Befürworter einer verstärkten medikamentösen Behandlung berufen sich auf die geringeren Kosten und den geringeren Personalaufwand der Therapie. So müssen Therapieangebote nicht weiter ausgebaut werden, was dem Staat und vor allem gesetzlichen Krankenkassen Millionen an Ausgaben ersparen würde. Des Weiteren würden so krankheitsbedingte Fehltage reduziert werden, denn die Medikamente zur Heilung können auch während der Arbeitszeit wirken.

Befürworter der Psychotherapie als Haupttherapiemethode verweisen auf die Wichtigkeit des persönlichen Kontakts zwischen den Therapeut:innen und Patient:innen . Ausgebildete Therapeuten können Verbesserungen oder eine Verschlechterung des Heilungsprozesses erkennen und die Therapie so anpassen. Dies sei bei einem einmaligen Verschreiben der Medikamente durch einen Arzt nicht der Fall. Außerdem hat eine Psychotherapie im Vergleich zu medikamentösem Mood-Enhancement weder Nebenwirkungen noch Langzeitfolgen, daher seien die höheren Kosten und die längere Therapiedauer gerechtfertigt. Eine Versteifung der Behandlung auf Medikamente kann schnell zu prophylaktischer Einnahme von Mood-Enhancern führen, um präventiv gegen psychische Erkrankungen vorzugehen. Dadurch würden allerdings nur die Symptome solcher Erkrankungen gelindert werden, die Ursachen , die zu solchen Krankheiten führen, blieben unverändert. Das wäre kontraproduktiv, denn eine Behandlung der Ursachen ist, sofern möglich, aus medizinischer Sicht meist deutlich effektiver als eine symptomatische Therapie, also die reine Bekämpfung bestehender Symptome.

Nichtsdestotrotz sind vor allem Antidepressiva und angstlösende Medikamente dann unvermeidbar, wenn akut gegen psychische Erkrankungen vorgegangen werden muss. Denn selbst nach einem erheblichen Ausbau und einer Verbesserung der Therapieangebote wirken Medikamente schneller und können so die Leiden der Patienten bis zu einer individuellen, am besten für die Patienten geeigneten, Therapiemethode überbrücken.

"Die Würde des Menschen ist unantastbar", besagt Artikel 1 des deutschen Grundgesetzes. Die Würde eines Menschen ist dann gefährdet, wenn zugunsten einer kostengünstigeren oder schnelleren Therapie, von der Krankenkassen und Arbeitgeber profitieren würden, die Effektivität und Sicherheit der Behandlung eingeschränkt wird.

Bei der Behandlung von Krankheiten bei Menschen darf nicht nach einem Kosten-Nutzen Prinzip abgewägt werden, das leibliche Wohl der Behandelten muss immer an erster Stelle stehen, auch wenn das heißt, dass eine Therapie länger dauert oder mehr kostet.

Ein Kompromiss zwischen der herkömmlichen Psychotherapie und Mood-Enhancement durch Medikamente ist daher unvermeidbar, um das beste Therapieergebnis für Betroffene zu garantieren.

Die psychische Gesundheit wird in Zukunft wahrscheinlich eine größere Rolle spielen als heute. Durch den medizinischen Fortschritt wird höchstwahrscheinlich in den nächsten Jahren eine weitere, vielleicht effektivere und sicherere Methode zur Behandlung von psychischen Erkrankungen gefunden. Bis dahin ist es wichtig, mehr über psychische Erkrankungen und ihre Ursachen aufzuklären. Dies kann beispielsweise im Schulalltag geschehen. Die physische Gesundheit wird gesellschaftlich und am Arbeitsmarkt schon seit längerem als wertvolle Ressource angesehen und geschützt. Daher ist es höchste Zeit, dass dasselbe auch mit der psychischen Gesundheit geschieht. Politiker und Funktionäre, die durch ihre Aussagen psychisch Erkrankte angreifen oder diffamieren, müssen durch gesellschaftlichen Druck dazu bewegt werden, sich für die Gesundheit der Bürger einzusetzen, egal ob es sich um die geistige oder körperliche handelt.

9. Bibliographie

Buchquellen:

Elsner, S. u. a. (2021) *Enhancement: Kritische Theorie und Psychoanalytische Praxis.* Psyche und Gesellschaft.

Perrez, M. und Baumann, U. (Hrsg.) (2011) *Lehrbuch Klinische Psychologie - Psychotherapie.* 4. Aufl. Bundesstadt, Schweiz: Hogrefe AG.

Internetquellen:

Angststörungen: Man muss lernen, die Angst anzunehmen (2017) *Neurologen-und-psychiater-im-netz.org.* Verfügbar unter: https://www.neurologen-und-psychiater-im-netz.org/neurologie/ratgeber-archiv/artikel/angsts toerungen-man-muss-lernen-die-angst-anzunehmen/ (Zugegriffen: 27. Mai 2023).

Antidepressiva » Pharmakotherapie » Therapie » Psychiatrie, Psychosomatik & Psychotherapie » Neurologen und Psychiater im Netz » (ohne Datum) *Neurologen-und-psychiater-im-netz.org.* Verfügbar unter: https://www.neurologen-und-psychiater-im-netz.org/psychiatrie-psychosomatik-psychotherap ie/therapie/pharmakotherapie/antidepressiva/ (Zugegriffen: 26. Mai 2023).

Ballwieser, D. und Teevs, C. (2013) *Psychische Probleme: Josef Hecken empfiehlt Bier statt Therapie, DER SPIEGEL.* Verfügbar unter: https://www.spiegel.de/gesundheit/psychologie/psychische-probleme-josef-hecken-empfiehlt-bier-statt-therapie-a-931850.html (Zugegriffen: 21. Mai 2023).

Bettina Schöne-Seifert, B. S. (ohne Datum) *Enhancement, Seite 2, WWU Münster.* Verfügbar unter://<https://www.uni-muenster.de/imperia/md/content/kfg-normenbegruendung/intern/publ ikationen/schoene-seifert/71_sch__ne-seifert.stroop_-_enhancement.pdf (Zugegriffen: 27. Mai 2023).

BPtK-Auswertung: Monatelange Wartezeiten bei Psychotherapeut*innen (2021) *BPTK*. Verfügbar unter: https://www.bptk.de/bptk-auswertung-monatelange-wartezeiten-bei-psychotherapeutinnen/ (Zugegriffen: 27. Mai 2023).

Cuijpers, P. *u. a.* (2015) „The effects of blinding on the outcomes of psychotherapy and pharmacotherapy for adult depression: A meta-analysis", *European psychiatry: the journal of the Association of European Psychiatrists*, 30(6), S. 685–693. doi: 10.1016/j.eurpsy.2015.06.005.

Dahm, V. (ohne Datum) *Lichttherapie, NetDoktor*. Verfügbar unter: https://www.netdoktor.de/therapien/lichttherapie/ (Zugegriffen: 27. Mai 2023).

Depression (ohne Datum) *Bundesgesundheitsministerium.de*. Verfügbar unter: https://www.bundesgesundheitsministerium.de/themen/praevention/gesundheitsgefahren/depression.html (Zugegriffen: 19. Mai 2023).

zur Depression, Z. (ohne Datum) *Zahlen und Fakten über Depression, Aok-bv.de*. Verfügbar unter: https://www.aok-bv.de/imperia/md/aokbv/presse/pressemitteilungen/archiv/2018/07_faktenblatt_depressionen.pdf (Zugegriffen: 27. Mai 2023).

Falkai, P. und Schmitt, A. (2015) „Risikofaktoren für Depression und Angststörungen und der Einsatz von Lichttherapie", *Fortschritte der Neurologie-Psychiatrie*, 83(6), S. 313. doi: 10.1055/s-0035-1553189.

Gesundheitskasse, A.-D. (2022) *Wann sind Antidepressiva sinnvoll?, AOK - Die Gesundheitskasse*. Verfügbar unter: https://www.aok.de/pk/magazin/koerper-psyche/psychologie/wann-sind-antidepressiva-sinnvoll/ (Zugegriffen: 28. Mai 2023).

Handlungsempfehlung, G. *u. a.* (ohne Datum) *Verordnung von Benzodiazepinen und deren Analoga, Kvhh.net*. Verfügbar unter:

https://www.kvhh.net/_Resources/Persistent/1/5/8/b/158ba3116e7b8f471f90b569b738227b73
ca730b/benzo_handlungsempfehlung_10.2018.pdf (Zugegriffen: 27. Mai 2023).

Hausteiner, C. *u. a.* (2007) „Über den möglichen Einfluss der Ernährung auf die psychische Gesundheit", *Der Nervenarzt*, 78(6), S. 696, 698–700, 702–5. doi: 10.1007/s00115-007-2265-5.

Hecken: Bier statt Psychotherapie (2013) *DAZ.online*. Verfügbar unter: https://www.deutsche-apotheker-zeitung.de/news/artikel/2013/11/07/hecken-bier-statt-psycho therapie (Zugegriffen: 21. Mai 2023).

Kochinstitut, R. *u. a.* (ohne Datum) „Psychische Auffälligkeiten bei Kindern und Jugendlichen in Deutschland -Querschnittergebnisse aus KiGGS Welle 2 und Trends". doi: 10.17886/RKIGBE2018077.

Lichttherapie, Tabletten und Spritzen (ohne Datum) *gesundheitsinformation.de*. Verfügbar unter: https://www.gesundheitsinformation.de/lichttherapie-tabletten-und-spritzen.html (Zugegriffen: 27. Mai 2023).

Lichttherapie zur Behandlung von Depression (2015) *Klinik-Friedenweiler*. Verfügbar unter: https://www.klinik-friedenweiler.de/blog/lichttherapie-zur-behandlung-von-depression-in-der -privatklinik-friedenweiler/ (Zugegriffen: 27. Mai 2023).

Paluska, S. A. und Schwenk, T. L. (2000) „Physical activity and mental health: Current concepts", *Sports medicine (Auckland, N.Z.)*, 29(3), S. 167–180. doi: 10.2165/00007256-200029030-00003.

Psychotherapie und Medikamente ergänzen sich (2015) *Neurologen-und-psychiater-im-netz.org*. Verfügbar unter: https://www.neurologen-und-psychiater-im-netz.org/neurologie/news-archiv/artikel/psychoth erapie-und-medikamente-ergaenzen-sich/ (Zugegriffen: 27. Mai 2023).

Psychreport 2022 (ohne Datum) *Dak.de*. Verfügbar unter:
https://www.dak.de/dak/bundesthemen/psychreport-2022-2533048.html#/ (Zugegriffen: 28. Mai 2023).

Rodriguez-Ayllon, M. *u. a.* (2019) „Role of physical activity and sedentary behavior in the mental health of preschoolers, children and adolescents: A systematic review and meta-analysis", *Sports medicine (Auckland, N.Z.)*, 49(9), S. 1383–1410. doi: 10.1007/s40279-019-01099-5.

Schiffer, M. (2021) *Xanax (Benzos), aha - Tipps & Infos für junge Leute*. Verfügbar unter: https://aha.li/xanax (Zugegriffen: 27. Mai 2023).

Schöne-Seifert, B. und Stroop, B. (ohne Datum) > *Enhancement, Uni-muenster.de*. Verfügbar unter:
https://www.uni-muenster.de/imperia/md/content/kfg-normenbegruendung/intern/publikation en/schoene-seifert/71_sch__ne-seifert.stroop_-_enhancement.pdf (Zugegriffen: 27. Mai 2023).

Schumacher, B. (2015) *Lichttherapie auch bei Major-Depression, Springer Medizin Verlag GmbH, Ärzte Zeitung*. Verfügbar unter:
https://www.aerztezeitung.de/Medizin/Lichttherapie-auch-bei-Major-Depression-247468.htm l (Zugegriffen: 27. Mai 2023).

Sommer, S. (2018) „*Popp' 'ne Xanny, Bitch!*": *Wie ein Angstblocker die Lieblingsdroge des Deutschrap werden konnte, Bayerischer Rundfunk*. Verfügbar unter:
https://www.br.de/puls/musik/aktuell/deutsch-rap-droge-xanax-wie-ein-angstblocker-den-deu tschrap-erobert-hat-100.html (Zugegriffen: 27. Mai 2023).

Swanson, J. M. *u. a.* (2007) „Effects of stimulant medication on growth rates across 3 years in the MTA follow-up", *Journal of the American Academy of Child and Adolescent Psychiatry*, 46(8), S. 1015–1027. doi: 10.1097/chi.0b013e3180686d7e.

SWRWissen (2019) *Wie wirkt Psychotherapie?*, *swr.online*. SWRWissen. Verfügbar unter: https://www.swr.de/wissen/odysso/broadcastcontrib-swr-33506.html (Zugegriffen: 21. Mai 2023).

Was ist Psychotherapie? Ein Überblick über Indikation und verschiedene Therapieverfahren (ohne Datum) *Berufsverband Deutscher Psychologinnen und Psychologen e.V., Am Köllnischen Park 2, 10179 Berlin, http://www.bdp-verband.de*. Verfügbar unter: https://www.psychotherapiesuche.de/pid/therapie (Zugegriffen: 27. Mai 2023).

Wie wird eine Depression behandelt? (ohne Datum) *Patienten-information.de*. Verfügbar unter: https://www.patienten-information.de/patientenleitlinien/depression/kapitel-5 (Zugegriffen: 26. Mai 2023).

Wie wirksam sind Psychotherapien? (ohne Datum) *gesundheitsinformation.de*. Verfügbar unter: https://www.gesundheitsinformation.de/wie-wirksam-sind-psychotherapien.html (Zugegriffen: 24. Mai 2023).

Wiedel, A. (2021) *Warum kriegen Mütter niemals Burnout sondern Depressionen?*, *DialogKultur*. Verfügbar unter: https://coaching-akademie.blog/warum-kriegen-muetter-niemals-burnout-sondern-depression en/ (Zugegriffen: 28. Mai 2023).

Wikipedia contributors (ohne Datum a) *Alprazolam, Wikipedia, The Free Encyclopedia*. Verfügbar unter: https://de.wikipedia.org/w/index.php?title=Alprazolam&oldid=231978331.

Wikipedia contributors (ohne Datum b) *Psychotherapie, Wikipedia, The Free Encyclopedia*. Verfügbar unter: https://de.wikipedia.org/w/index.php?title=Psychotherapie&oldid=232146517.

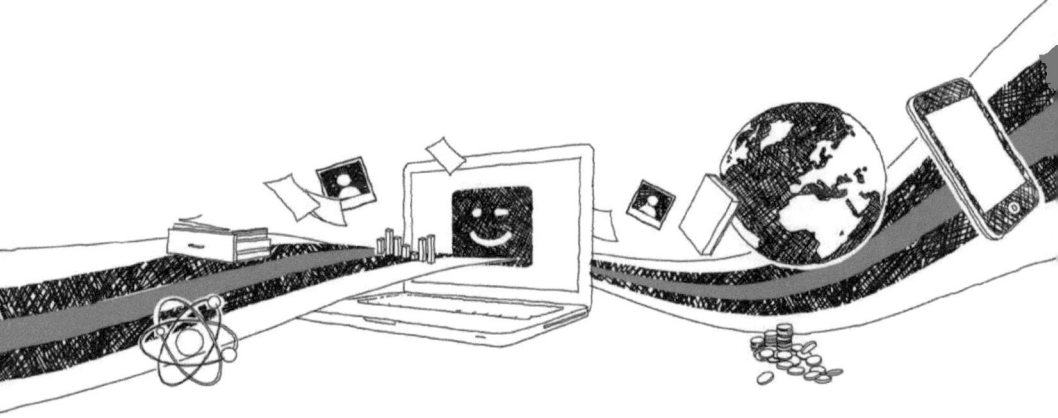
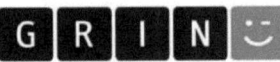